ASSOCIATION FRANÇAISE

POUR

l'AVANCEMENT DES SCIENCES

CONGRÈS DE LA ROCHELLE

1882

M. _Touche_ instituteur communal à Pamproux (Deux-Sèvres)

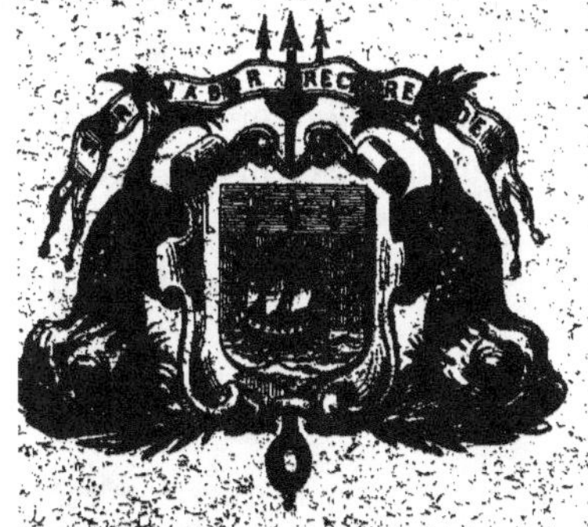

PARIS

AU SECRÉTARIAT DE L'ASSOCIATION

4, rue Antoine-Dubois, 4.

(PLACE DE L'ÉCOLE-DE-MÉDECINE)

ASSOCIATION FRANÇAISE

POUR L'AVANCEMENT DES SCIENCES

Congrès de la Rochelle. — 1882

M. SOUCHE

Instituteur communal, à Pamproux (Deux-Sèvres).

LE VIEILLARD DES LISIÈRES, TRÉPANATION POSTHUME.

— Séance du 25 août 1882 —

Messieurs,

Je n'ai pas oublié l'encouragement deux fois précieux que le Conseil de l'Association française, sur votre demande, a bien voulu m'accorder en 1880. Je viens vous en remercier, et, en même temps, vous rendre compte de mes travaux.

J'ai découvert aux *Lisières*, commune de Pamproux (Deux-Sèvres), un crâne avec traces bien nettes de trépanation posthume, crâne analogue à celui de Portugal.

Pour ne pas abuser de vos moments je vais exposer très succinctement ces trois points :

1º La sépulture ;

2º Le squelette ;

3º Les découvertes voisines pouvant éclairer la question de date.

1º La Sépulture.

Le 27 juin 1881, mes ouvriers habituels étant occupés d'un autre côté, je me suis transporté aux *Lisières*, accompagné de mon père et de l'aîné des fils Demelier. Nous avons attaqué un *chiron* entouré de grands chênes. Le terrain dans lequel il est situé appartient à un mien parent, M. A. Souché, de Salles, qui a bien voulu m'autoriser à faire des fouilles sur sa propriété.

Bz.

A *Montabout,* au *Doignon,* aux autres chirons des *Lisières,* nous avions procédé par tranchées ; cette fois-ci nous avons pratiqué un puits sur le sommet même du tumulus. Arrivés à une profondeur de 1^m 10, nous avons aperçu une vertèbre humaine. Alors, redoublant de précautions, nous mettons à découvert un squelette complet.

La tête était à l'*est,* les pieds à l'*ouest,* dans la position couchée, sur le dos, les bras et les jambes allongés. Les deux fémurs étaient brisés par le milieu ; le droit était en place et le gauche avait sa partie supérieure dénivelée de 10 centimètres environ à l'endroit de la cassure : cet accident est dû au tassement inégal des terres.

Le crâne, complètement affaissé, avait roulé en arrière, ce qui explique la position de la mâchoire inférieure, les dents en bas, le menton à l'*est,* derrière le crâne. Sous les débris de celui-ci j'ai trouvé une phalange du pouce.

Je note le fait sans chercher à l'expliquer. Je crois cependant me souvenir que M. le baron J. de Baye cite des exemples semblables. Étant donné le mauvais état du crâne, je ne dois voir ici rien d'intentionnel.

Voici comment on a dû procéder à l'ensevelissement : on a d'abord creusé le sol naturel de 10 centimètres ; dans cette dépression on a déposé le mort et placé des pierres de champ de chaque côté des membres inférieurs et les touchant ; de même pour le reste du corps. Ces pierres, qui avaient de 15 à 20 centimètres de hauteur, ont été recouvertes par d'autres plus volumineuses reposant un bout sur le sol et le milieu sur les premières, de telle sorte qu'une partie formant voûte débordait tout autour de la fosse. Derrière ces pierres on en a placé de nouvelles, toutes inclinées vers le mort, et ainsi jusqu'à l'extérieur du tumulus, absolument à la manière des cultivateurs lorsqu'ils mettent les gerbes de blé en meule.

Aucune trace de mobilier funéraire.

En pratiquant une tranchée du centre du tumulus vers la partie nord, nous avons trouvé, presque à la surface, d'autres débris humains provenant d'un seul individu, autant que j'ai pu en juger par les fragments que j'ai recueillis. Ces ossements, happant fortement à la langue, paraissaient avoir été déposés pêle-mêle en cet endroit, et nous aurions peut-être un nouvel exemple de sépultures successives.

2° *Le Squelette.*

J'ai besoin de toute votre indulgence, Messieurs, pour les observations que j'ai à présenter sur les ossements découverts et pour oser parler d'ostéologie devant vous.

Je ne connaissais point, lorsque j'ai fait mes fouilles, le vœu émis par le Dr Prunières au *Congrès de Lille*, en 1874. Le savant archéologue m'a depuis adressé son mémoire sur les « Crânes perforés ». et voici ce que j lis à la dernière page :

« Permettez-moi, en finissant. dit le Dr Prunières, d'émettre un vœu que j'adresserai surtout à ceux de nos collègues qui, étrangers à la médecine, s'occupent plus spécialement d'archéologie préhistorique : c'est celui de recueillir et de mettre à l'abri de la destruction, jusqu'à ce qu'ils puissent être étudiés devant votre section, ou par des sociétés savantes, tous les débris osseux qu'ils trouveront dans leurs fouilles; ce sera le moyen de ne rien perdre et de ne rien regretter à l'avenir. »

M. le docteur Prunières avait bien raison. Sans le savoir j'ai obéi et je n'ai pas à le regretter aujourd'hui. Sur le moment j'étais désappointé — pourquoi ne l'avouerais-je pas ; — et si je n'ai pas abandonné au travers des pierres les ossements que j'ai l'honneur de présenter à la section. c'est que je ne voulais pas revenir les mains vides. J'ai déjà dit qu'il n'y avait pas de mobilier funéraire.

Au fur et à mesure que j'enlevais une partie du squelette, je l'étiquetais avec soin afin de pouvoir l'installer dans la position relative qu'elle occupait aux *Lisières*.

Longtemps après, un jour que je procédais au nettoyage de ces ossements, j'ai aperçu la cicatrice qui existe sur le frontal. Je me suis mis à restaurer le crâne, et, après pas mal d'heures passées à ce travail, je suis arrivé à rapprocher ce que vous voyez.

En voici la reproduction exacte (fig. 1).

Les sillons, creusés perpendiculairement, circonscrivent une figure à quatre côtés. dont un à la partie antérieure, sur le frontal; deux sur les côtés. affectant le frontal et les pariétaux ; le quatrième traverse perpendiculairement à peu près la suture bipariétale.

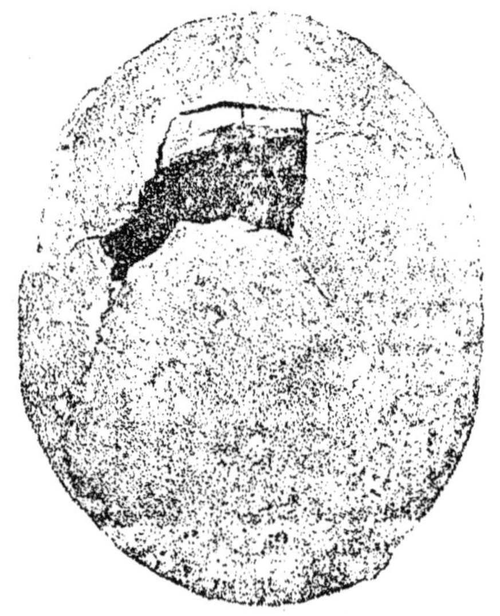

Le premier sillon mesure 48 millimètres de longueur. Aux deux extrémités ce sillon entame à peine le diploé, tandis qu'au milieu il atteint la table interne. De plus il dépasse le sillon droit de 8 millimètres ; il est aussi plus large au milieu (2 millimètres) qu'aux deux extrémités.

J'attribue plutôt cette particularité à la forme de l'instrument qu'à une déviation de la main.

Les quatre lignes, un peu convexes, se coupent à angle droit. D'un angle à son adjacent on mesure 4 centimètres.

Sur le frontal existe une deuxième ligne plus cintrée que la première, dont elle n'est distante que de 4 millimètres au milieu ; elle n'atteint pas le sillon gauche et dépasse le droit de 4 millimètres : c'est à partir de cette seconde ligne que la plaque crânienne a été enlevée.

A gauche de la partie trépanée il existe un amincissement du crâne aux dépens de la table externe, vers la suture coronale ; on en remarque un autre analogue vers la suture bipariétale, dans le voisinage du bregma.

Je ne sais si ces observations ont de l'importance ; j'en dirai autant des suivantes.

Il me semble que la gouttière longitudinale supérieure, à partir de la crête occipitale interne, est déviée de sa direction habituelle... Les apophyses coronoïdes, « dont la longueur et la direction sont variables, » d'après le docteur Fort (*Anat.*, I, p. 353), sont ici minces et longues, si on les compare à celles d'un crâne contemporain. — Le menton est carré, les angles ne sont pas arrondis. Les dents sont très usées, les inférieures extérieurement, les supérieures intérieurement.

Si l'on examine attentivement les autres parties du squelette, on remarque des plaies au membre inférieur gauche. La première, située à la partie supérieure et antérieure du fémur, n'était probablement pas cicatrisée à la mort de l'individu ; la deuxième, plus allongée et située à la partie supérieure et antérieure du tibia, l'était probablement.

Les tibias sont presque platychnémiques.

L'humérus gauche restauré nous donne une longueur de 307 millimètres.

Toutes ces données, jointes à l'ossification presque complète des sutures du crâne, nous montrent un vieillard de plus de soixante ans, d'une taille au-dessus de la moyenne (1^m,77 environ), et, sous toutes réserves, un herbivore, blessé au membre inférieur gauche, dans la tête duquel, après la mort, on a taillé une amulette en partie enlevée.

Comme l'a fait remarquer M. G. de Mortillet à la *Société d'anthropologie*, ce n'est pas en raclant qu'on a détaché ce fragment de crâne, mais bien en sciant. Je crois pouvoir ajouter que l'instrument ne tranchait qu'à l'aller et non au retour, parce que dans chaque sillon il y a une extrémité à peu près nette, le point de départ ; à l'autre, l'instrument ne s'arrête pas assez tôt, il dépasse le but.

3° *Les découvertes voisines.*

Au lieu dit les *Lisières*, j'ai fouillé six tumulus (fig. 2).

Tumulus A. — Renfermait la *cella* aux pierres gravées. Depuis, j'y ai fait de nouvelles fouilles qui m'ont été profitables. Je ne vous en parlerai que pour vous signaler la découverte d'une pointe de flèche en fer, presque au même endroit où, il y a trois ans, j'en ai recueilli une en silex.

Tumulus B. — Complètement rasé en 1857. J'y ai trouvé des fragments de poterie néolithique.

Tumulus C. — Ossements d'animaux, fer, charbon, etc. — Au sud, mur d'enceinte avec parement intérieur.

Tumulus D. — 8 mètres de diamètre. Au nord, hauteur 1 mètre ; au sud, 1 mètre 70 centimètres, à cause de la différence de niveau du sol. Sépulture plus rapprochée du nord. Renfermait le vieillard au crâne trépané.

Tumulus E et F. — C'étaient de faux tumulus.

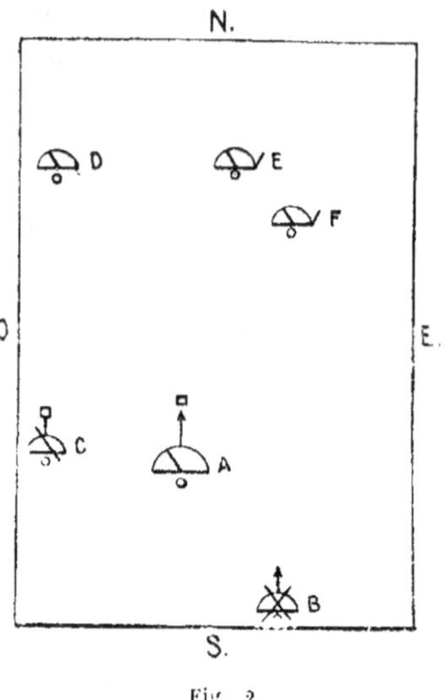

Fig. 2.

Conclusion.

Parmi les pierres gravées de la *cella des Lisières*, une, que j'ai publiée sous le n° 4, et que je tiens ici à votre disposition malgré son poids respectable de 95 kilogrammes, porte des sillons ayant beaucoup de ressemblance avec ceux du crâne trépané. Le dessin et la fabrication de l'amulette sont très probablement de la même époque. J'avais cru, au début, peut-être par la raison qu'on n'avait pas fait de trouvailles de l'âge du fer dans nos environs, que ces gravures remontaient à l'époque néolithique. La pointe de flèche en fer, les débris de poterie, les objets trouvés dans le tumulus C me font croire qu'il n'y a de vraiment néolithique aux *Lisières* que le tumulus B.

Permettez-moi de faire une supposition. La *cella des Lisières* dont on ne voit pas bien la destination, n'aurait-elle pas servi à y placer le vieillard mort au moment où l'on mutilait son crâne ? Les pieds à l'*ouest*, juste au-dessous de la gravure de la figure 4 dont je viens de parler, qui le représente peut-être, la tête appuyée sur la pierre arc-boutée le long de la paroi *est*, il n'aurait pu glisser, et celui qui a enlevé l'amulette crânienne aurait pu travailler à son aise.

Voilà les observations consciencieuses et un peu longues que j'ai cru devoir vous soumettre, Messieurs. Je ne vous ai pas entretenu de toutes les fouilles que j'ai faites, car toutes n'ont pas été fructueuses.

Je ne compterai pour rien mon travail et mes déceptions, si j'ai pu être utile à la science.

DISCUSSION

M. le comte de Chasteigner fait observer que les ossements présentés à la section offrent la marque des dents de rongeurs. Et il émet un doute quant aux traces de blessures signalées sur l'un des fémurs.

M. G. Chauvet dit que dans les tumulus et dolmens de la Charente il a souvent trouvé, sur les ossements, des traces semblables qu'il attribue à la chute ou à l'affaissement des pierres formant le toit des sépultures.

M. Ollier de Marichard fait observer que la sépulture des Lisières paraît analogue aux tombes sarrasines de la Lozère, formées de larges dalles arcboutées, et il ajoute que dans la Lozère, aux temps préhistoriques, la trépanation se pratiquait avec un silex.

M. Souché dit que, dans la sépulture qu'il a fouillée, les pierres de recouvrement peu volumineuses, et disposées autrement que dans les tombes sarrasines, se trouvaient en contact avec le squelette et, par suite, ne pouvaient, en tombant, produire de lésion sur les os.

M. le docteur Berchon rappelle qu'Hippocrate a décrit, dans son *Livre des plaies de la tête*, des procédés de trépanation qui se rapprochent beaucoup de ceux dont les traces ont été reconnues dans les sépultures préhistoriques.

M. le docteur Toutant croit que, sur le crâne des Lisières, l'opération a été pratiquée avec un instrument en fer.

M. Daleau appuie cette opinion et signale des coupures tout à fait semblables sur des ossements et des bois de cervidés gallo-romains trouvés à Bordeaux et à Cubzac.

M. le docteur Berchon fait observer que le crâne des Lisières a subi deux opérations successives: une première trépanation presque circulaire et une autre rectangulaire, simplement commencée autour de la première, et dont les lignes sont très nettement accusées. Le travail de cicatrisation n'est manifeste que pour l'une des opérations. Par la seule inspection du crâne il est difficile de dire si l'opération a été faite avec le fer, le verre ou le silex.

M. G. Chauvet pense qu'il est inutile de faire intervenir le silex pour le cas de trépanation présenté par M. Souché; le crâne ayant été trouvé dans une tombe qui, par ses dispositions générales et la position couchée du squelette, est certainement de l'âge du fer.

M. de Quatrefages, après avoir examiné les ossements et le crâne, conclut que le fémur indiqué comme présentant des traces de blessures porte simplement une érosion accidentelle; un mouvement de terrain suffit à produire des effets semblables.

Quant à la trépanation il ajoute que la première coupure en arc porte des traces irrécusables d'un travail inflammatoire; elle a, par conséquent, été pratiquée sur un individu vivant. Les rainures formant un commencement de rectangle autour de cet arc ont été tracées *post mortem* avec un instrument de métal. Le silex ne produit pas de traces semblables.

PARIS. — IMPRIMERIE CHAIX, SUCCURSALE DE SAINT-OUEN, 86, RUE DES ROSIERS. — 2212-3

ASSOCIATION FRANÇAISE

POUR L'AVANCEMENT DES SCIENCES

EXTRAIT DES STATUTS ET RÈGLEMENT

STATUTS.

ART. 4. — L'Association se compose de membres fondateurs et de membres ordinaires ; les uns et les autres sont admis, sur leur demande, par le Conseil.

ART. 6. — Sont membres fondateurs les personnes qui auront souscrit, à une époque quelconque, une ou plusieurs parts du capital social : ces parts sont de 500 francs.

ART. 7. — Tous les membres jouissent des mêmes droits. Toutefois, les noms des membres fondateurs figurent perpétuellement en tête des listes alphabétiques, et les membres reçoivent gratuitement, pendant toute leur vie, autant d'exemplaires des publications de l'Association qu'ils ont souscrit de parts du capital social.

RÈGLEMENT.

ART. 1er. — Le taux de la cotisation annuelle des membres non fondateurs est fixé à 20 francs.

ART. 2. — Tout membre a le droit de racheter ses cotisations à venir en versant, une fois pour toutes, la somme de 200 francs. Il devient ainsi membre à vie.

Les membres ayant racheté leurs cotisations pourront devenir membres fondateurs en versant une somme complémentaire de 300 francs. Il sera loisible de racheter les cotisations par deux versements annuels consécutifs de 100 francs.

La liste alphabétique des membres à vie est publiée en tête de chaque volume, immédiatement après la liste des membres fondateurs.

Les souscriptions sont reçues

Au SECRÉTARIAT, 4, rue Antoine-Dubois (Place de l'École-de-Médecine).

Les souscriptions des membres fondateurs peuvent être versées en une seule fois ou en deux versements de chacun 250 francs.

PARIS. — IMPRIMERIE CHAIX, Succ. de Saint-Ouen, 56, rue des Rosiers. — 1922-9